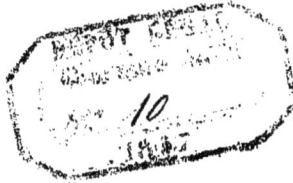

HYGIÈNE DE LA BOUCHE.

LA ROCHELLE. — TYP. DE A. SIRET.

HYGIÈNE

DE LA BOUCHE

PATHOLOGIE ET THÉRAPEUTIQUE

DES DENTS

PAR

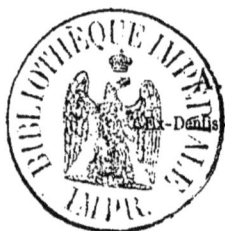

FANTY-LESCURE,

Ex-Dentiste de l'Hôtel-Dieu de Paris , Dentiste du Lycée impérial
de la Rochelle , etc.

LA ROCHELLE

H. GOUT, LIBRAIRE-ÉDITEUR,

RUE DU PALAIS , 26 ET 28.

1857

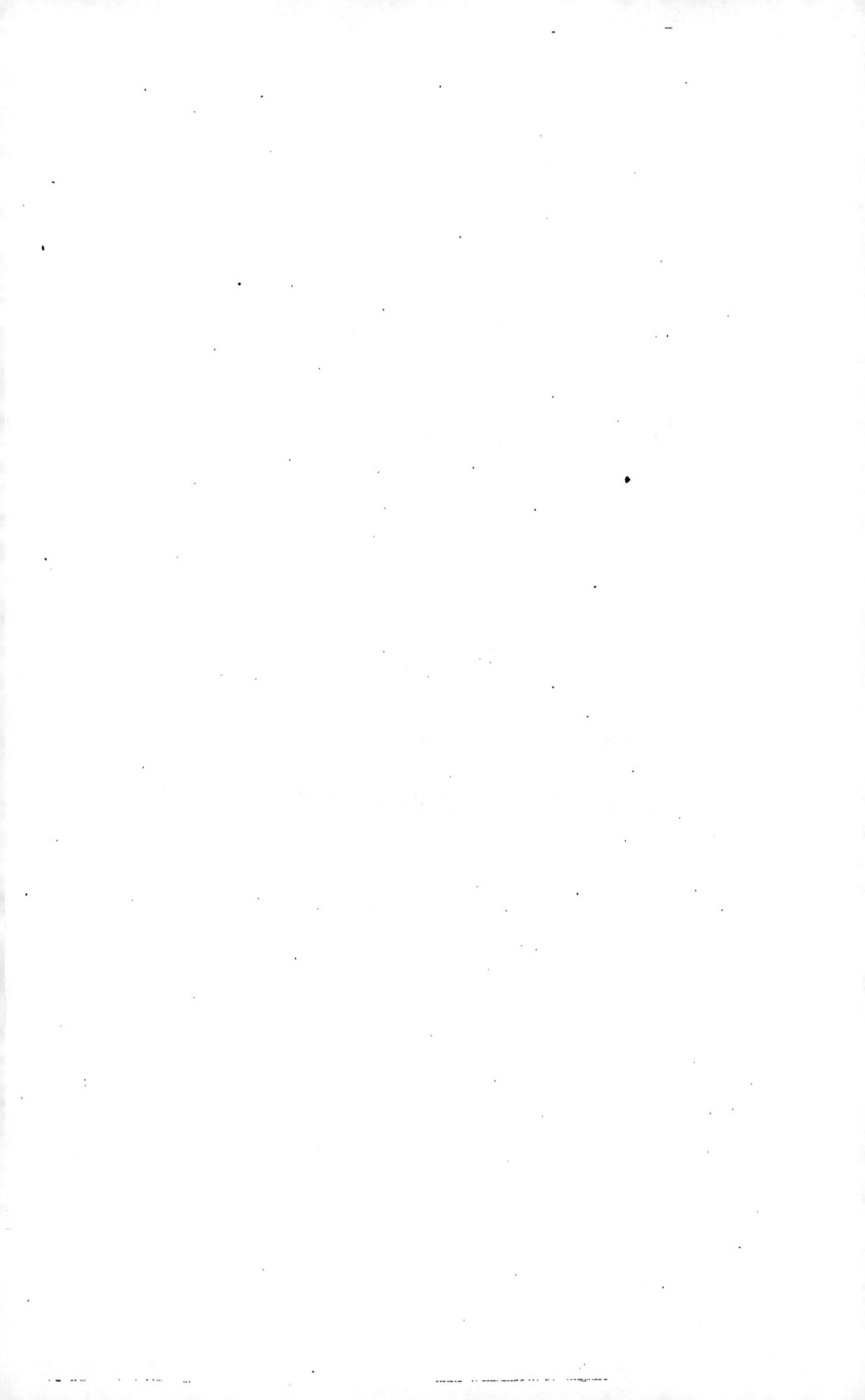

À Messieurs

Les Membres de l'Académie de Médecine

De la Rochelle.

TÉMOIGNAGE

DE

VIVE ESTIME ET DE PROFONDE RECONNAISSANCE.

A. Fanty-Lescure.

PRÉFACE.

—

La chirurgie dentaire a été fort longtemps
le monopole exclusif de gens qui n'avaient
aucune réputation à risquer, aucune considération à compromettre et qui, dès-lors,
mutilaient sans scrupule, sous le prétexte
d'extraire ou de guérir. Le vulgaire, encore
aujourd'hui, accorde toutes ses sympathies à
ces charlatans, et encourage de ses applau-
dissements ces arracheurs qui ne sont remarquables que par leur verbeuse ignorance.

Cependant, M. Marjolin, à juste titre si

écouté quand il s'agit de résoudre une question qui intéresse la science et la dignité de la profession, dit : « L'exercice de l'art du
» dentiste demande un savoir étendu ; il
» exige des connaissances approfondies de
» l'anatomie de la bouche, particulièrement
» de celle des dents. Le dentiste doit avoir
» aussi des notions générales d'anatomie, de
» physiologie, de médecine, d'hygiène, de
» mécanique, et, de plus, doit connaître un
» très-grand nombre d'opérations d'orfèvre-
» rie. »

M. Marjolin aurait pu ajouter à toutes ces connaissances celle de la sculpture.

La thérapeutique dentaire, étudiée par quelques hommes savants et consciencieux, a été dépouillée des formules obscures et mystiques qui l'entouraient; de bons et excellents livres ont été écrits sur l'art du dentiste. Le siècle dernier nous a fourni les travaux remarquables de Ludolf[1], de Petit[2], de Fauchard[3], de Vase[4], de Lécluse[5], d'Aurivilius[6], de Hunter[7], de Buecking[8], etc., etc.

Sont venus ensuite les recherches et les ouvrages si estimés de Duval[1], de Junker[2], de Laforgue[3], de Goguelin[4], de Baumes[5], d'Audibran-Chambly[6], de Murphi[7],

[1] *Disputatio de morbis gengivarum* (1708).

[2] *De quelques-unes des fonctions de la Bouche* (1715).

[3] *Le Chirurgien-Dentiste, ou Traité des Dents* (Paris, 1728).

[4] *Ergo hœmorrhagia ex Dentium evulsione, chirurgici incuriâ, lethalis* (Paris, 1735).

[5] *Nouveaux éléments d'Odontologie* (1754).

[6] *Dissertatio de Dentitione difficili* (1757).

[7] *Histoire naturelle des Dents et de leurs maladies* (Londres, 1771).

[8] *Instruction complète sur l'extraction des Dents* (1782).

[1] *Des accidents de l'extraction des Dents* (Paris, 1802).

[2] *Sur les maladies des Dents et des maux de Tête* (1802).

[3] Divers articles relatifs aux maladies des Dents, et *Théorie pratique de l'art du Dentiste* (Paris, 1802).

[4] *Mémoire sur le Scorbut* (Saint-Brieuc, 1804).

[5] *Traité de la première Dentition, et des maladies souvent très-graves qui en dépendent* (Paris, 1806).

[6] *Essai sur l'art du Dentiste* (Paris, 1808).

[7] *Histoire naturelle des Dents humaines, avec un Traité de leurs maladies, depuis l'enfance jusqu'à la vieillesse* (Londres, 1811).

de Delabarre[8] et d'autres qu'il serait trop long d'énumérer.

Les continuateurs de ces dignes maîtres, à notre époque, sont les Koeker[1], les Miel[2], les Toirac[3], les Blandin[4], les Ed. Désirabode[5], les Lefoulon[6], les Nasmith[7], les Billard[8] et les Désirabode père[9].

Les ouvrages de théorie, comme on le

[8] *Odontologie ou Observations sur les Dents humaines, suivies de quelques idées sur le mécanisme des Dentiers artificiels* (Paris, 1815).

[1] *Principe de chirurgie dentaire démontrant une nouvelle méthode de traiter les maladies des Dents et des Gencives* (Londres, 1826).

[2] *Recherches sur l'art de diriger la deuxième Dentition* (Paris, 1826).

[3] *Mémoire sur les diverses espèces de déviations dont est susceptible la dernière dent molaire* (Paris, 1829).

[4] *Anatomie du système dentaire considéré dans l'homme et les animaux; Thèse de concours* (Paris, 1836.)

[5] *Considération anatomique, physique, physiologique et pathologique sur les Dents de sagesse* (Paris, 1838).

[6] *Nouveau traité théorique et pratique de l'art du Dentiste* (Paris, 1841).

[7] *Mémoire sur l'organisation des Dents* (Londres, 1842).

[8] *Mémoire sur les Dents minérales* (1843).

[9] *Nouveaux éléments complets de la science et de l'art du Dentiste* (Paris, 1846).

voit, ne manquent pas à ceux qui veulent étudier un art aussi utile. Le travail que nous livrons aujourd'hui au public n'est qu'un chapitre d'un autre ouvrage beaucoup plus important, qui, par sa forme, s'adressera plus particulièrement aux hommes spéciaux, et dans lequel les gens du monde pourront trouver d'utiles enseignements.

En traçant ici ces quelques règles d'hygiène dentaire, en y joignant quelques notions générales de Pathologie et de Thérapeutique, nous n'avons eu en vue que l'utilité publique.

HYGIÈNE

DE

LA BOUCHE.

—

I.

Le rôle important que jouent les maladies de la bouche et la denture dans la régularité des traits et des formes, l'influence de ces maladies sur l'ensemble de l'économie, font de leur étude un sujet sérieux, qui trouve sa place légitime à côté des plus importantes recherches de la chirurgie moderne.

Tracer en quelques lignes les causes des différentes affections de la bouche, donner les règles propres à les éviter, et exposer ainsi les principes d'hygiène de cet organe important, tel est le but de ce travail, but sérieux et d'une utilité générale.

C'est, en effet, l'hygiène qui, conjurant les causes des maladies, entretient l'individu dans son état normal, et le soustrait bien souvent à l'ennui et à la souffrance, compagnons inséparables des traitements thérapeutiques ou des opérations chirurgicales.

Je me propose donc de décrire, en peu de mots, les causes les plus communes des affections de la bouche. Je les diviserai en deux classes : causes externes et causes internes; les règles hygiéniques seront établies d'après la même classification.

Causes externes.

Nous trouvons des causes externes des maladies de la bouche dans tous les agents qui sont journellement mis en rapport avec notre organisme, et, principalement, parmi ceux qui appartiennent au règne animal.

L'usage trop exclusif de la chair est parfois funeste aux dents, et l'on ne saurait assez en atténuer les fâcheux effets par l'emploi des végétaux frais. Les viandes étant très excitantes, si on en fait abus, aucun organe ne pourra se soustraire à leur influence.

En second lieu, dans le règne végétal, on trouve des causes bien plus communes de maladies des dents ; en effet, puisque tous les fruits, et surtout les fruits verts, contiennent des acides nombreux (acide acétique, citrique, malique, tartrique, etc.), la mastication trop fréquente de ces substances soumet les dents à l'action continuelle des acides. De tous les agents destructeurs de l'émail et de la partie éburnée, il n'en est point de plus énergiques. Cela tient à la composition intégrante des dents, dont, au reste, voici l'analyse :

Composition chimique de la matière vitrée.
Substance corticale ou émail.

Phosphate de chaux	85 03
Carbonate de chaux.	8 00
Phosphate de magnésie	1 05
Matière animale et eau	0 20

Cette analyse chimique, faite par Berzelius, est considérée comme très-exacte. Fourcroy et Vauquelin prétendent que la matière animale des dents contient des tissus cellulaires ou cartilagineux ; Pépys et Hatcheff diffèrent complètement d'opinion ; or, l'aspect de cette matière est réellement celui des choses inorganiques et pourrait faire pencher la balance en faveur de l'opinion de ces derniers auteurs.

Composition chimique de la matière éburnée de la couronne privée d'émail.

Phosphate de chaux	61 93
Fluate de chaux	2 12

Phosphate de magnésie 1 05
Carbonate de magnésie 5 29
Soude et chlorure de sodium . . . 1 51
Matière animale et eau 28 00

Composition chimique de la racine.

Phosphate de chaux 58 00
Carbonate de chaux 4 00
Matière animale 9 00
Eau et perte. 11 00

Nous devons cette excellente analyse à l'honorable docteur Foy, professeur de chimie médicale.

Maintenant que l'on connaît les agents qui, en se combinant, forment l'ivoire et l'émail, on s'explique aisément l'action corrosive des acides.

Toutes les substances végétales, susceptibles d'éprouver une fermentation quelconque, comme le sucre, l'alcool, doivent être employées, ainsi que les acides, avec modération ; en abuser serait compromettre la beauté de ses dents.

Je ne puis passer légèrement sur l'influence pernicieuse du sucre. Il est beaucoup de mères de

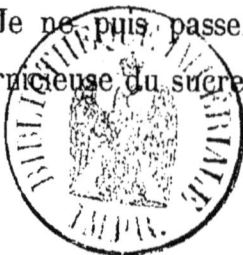

2

famille qui, pour calmer quelques pleurs, quelques caprices du jeune âge, ont recours à ce perfide consolateur. Nous avons eu occasion de voir dans notre clientèle de jeunes enfants ayant complétement perdu les dents incisives des deux maxillaires, par l'usage immodéré du sucre.

Les bonbons, pris avec excès, ou habituellement, surtout les bonbons où le sucre domine, et ceux d'une qualité inférieure, produisent à la longue des résultats désastreux. C'est une vérité vulgaire, mais qu'on ne saurait trop répéter. Cela tient à l'action chimique du sucre, des agents de coloration, des acides que les bonbons peuvent contenir, et enfin souvent à leur dureté.

Le sucre joue un très-grand rôle dans la perte des dents chez les confiseurs ou chez tous les individus qui, par profession, le manipulent. Il ne faut pas croire, néanmoins, que ce soit le seul agent destructeur de leurs dents.

Il y a aussi une autre cause, je veux parler de la chaleur accidentelle que la bouche et les dents subissent à tous les instans, par l'obligation de tra-

vailler dans des étuves et d'aspirer des vapeurs
brûlantes, chargées de molécules sucrées.

Sous cette double influence, non-seulement l'é-
mail se ramollit et disparaît entièrement, mais encore on observe de très–fortes congestions sur les
muqueuses et, quelquefois, des tuméfactions purulentes qui ne sont pas toujours sans danger. Il
sera prudent, dans tous les cas, d'y employer promptement les moyens thérapeutiques indiqués par le
praticien. Les lotions alcalines et les teintures de
quinquina pourront, sinon détruire le mal, du
moins l'arrêter dans sa marche destructive.

Parmi les agents du règne minéral qui ont une
funeste influence sur les dents, se trouve le chlorure de sodium (sel marin); à la longue, il rend
le sang plus alcalin et par conséquent plus fluide;
il expose l'individu à diverses infiltrations, notamment à l'infiltration des gencives. Celles–ci deviennent des masses fongueuses ramollies, qui laissent
couler le sang avec facilité; or, les dents y
étant mal retenues, s'ébranlent et tombent bien
souvent sous l'influence des chocs les plus légers.

Les acides minéraux agissent de la même manière sur le système dentaire, et plus énergiquement que les acides végétaux. Je citerai l'acide carbonique, le sulfurique, l'azotique ; ils ramollissent l'émail et le décomposent. On conçoit alors avec quelle réserve il faut user de l'eau de Rabel, de la limonade minérale et de toutes les eaux contenant, en dissolution, plus ou moins d'acide carbonique ou autre. Quelques dentistes emploient certains acides affaiblis pour prêter aux dents une blancheur éclatante, mais temporaire ; s'ils ne s'empressent pas de combattre, par des agents neutralisants, les effets désastreux qu'ils déterminent, le malade paiera par des regrets amers sa satisfaction d'un instant.

Quelques sels astringents de plomb ont la propriété de noircir les dents ; nous ne saurions trop recommander à nos lecteurs d'avoir recours à toutes les précautions nécessaires pour paralyser l'action fâcheuse de ces substances, lorsqu'ils sont obligés d'en faire usage dans les diverses maladies de la bouche.

L'acide chlorydrique, si fréquemment employé

dans le traitement de la stomatite mercurielle,
comme je l'ai vu dans le service du professeur Ri-
cord, peut donner naissance à de graves accidents ; entraîné par la salive dans les interstices des
dents, il y corrode l'émail et donne ainsi un libre
accès à la carie.

Toutes les fois que dans le traitement du croup,
on aura, selon la méthode de Bretonneau, à cautériser par l'acide chlorydrique ou par les solutions
d'azotate d'argent, les fausses membranes crou-
pales, il faudra dessécher, avec un linge fin ou un
bourdonnet de charpie, la bouche du malade, et
emporter ainsi une grande partie de la substance
nuisible ; on ferait bien aussi de passer sur les
dents une solution alcaline qui finirait de neutraliser les effets de l'acide chlorydrique.

Je viens de dire, au sujet des acides minéraux,
quelle prudente circonspection doit présider à leur
emploi : ce n'est qu'avec la même réserve et les
mêmes soins, que l'on doit introduire dans sa bouche
ces élixirs dentifrices, baumes ou autres substances, à la composition desquelles ne préside bien

souvent qu'une idée de lucre ou l'ignorance la plus complète.

Les opiats, en général, ceux surtout à base sucrée, sont encore plus nuisibles que les autres préparations dentifrices ; il est incontestable qu'on obtiendra un acide en combinant , avec le miel des opiats, l'eau qui contiendra des matières en état de décomposition ; or, on fait cette combinaison , tous les jours , en trempant une brosse à dent dans le vase où l'on a préparé le dentifrice à base sucrée ; cette brosse ne peut pas être et n'est pas toujours parfaitement propre ; il y restera infailliblement des traces du nettoyage précédent.

Les poudres porphyrisées avec soin, notamment celles où l'on combine la magnésie et le quinquina dans de bonnes proportions relatives , sont les seuls dentifrices qui puissent être employés avec succès.

On a beaucoup préconisé , dans ces derniers temps , une poudre de charbon de Saule , à base de quinquina ; ce dentifrice ne me paraît pas mériter sa grande vogue. Le charbon, s'il est bien porphyrisé, a, parmi les inconvénients de son emploi, celui de laisser au collet des dents des traces violettes très-difficiles à enlever. S'il est, au contraire, en poudre trop grossière, il use l'émail assez promptement. Le charbon, malgré ses qualités antiseptiques, doit donc être rejeté, à moins qu'il ne soit ordonné comme désinfectant dans les cas de graves désordres de la bouche.

Parmi les corps simples métalloïdes ou métalliques, il en est quelques-uns dont les effets sont très-pernicieux; au premier rang, se place le phosphore. J'ai vu, à la Charité, dans le service de l'honorable et savant professeur Velpeau, plusieurs malades qui avaient travaillé dans les fabriques de phosphore ou à son emploi dans les arts, chez lesquels ce n'était plus seulement les dents qui se cariaient et qui tombaient, mais les os de la mâchoire eux-mêmes qui étaient frappés de nécrose. J'ai vu même des cas nombreux où les maxillaires ont été réséqués dans de pareilles conditions. Il faut donc éviter que les enfants portent des allu-

mettes à leur bouche , car , outre les accidents locaux, l'empoisonnement pourrait se produire, empoisonnement redoutable ! Il faut même éviter
qu'ils en aient souvent dans leurs mains ; elles y
laissent des traces de phosphore qui peuvent n'ê-
tre pas sans danger. Quant à l'ouvrier qui est
obligé , par profession , de le manipuler , il devra
s'entourer des conseils d'un homme de l'art, et s'é-
loigner, s'il le faut, pour toujours, de sa dange-
reuse industrie, dès qu'il sentira des douleurs sur-
venir à la mâchoire, ou qu'il verra ses gencives se
tuméfier.

Le mercure, dont on a tant proclamé les effets
désastreux, contribue à la chute des dents ; doué
d'une grande volatilité, il est absorbé par l'économie , et l'un des résultats de cette absorption est
souvent la production de la stomatite mercurielle.
Une vive douleur, un gonflement considérable de
la langue , la tuméfaction des gencives , une sali-
vation abondante, une haleine fétide et des sécrétions muco-purulentes , tels sont les symptômes
d'une inflammation qu'il faut se hâter de combattre,

parce qu'elle amènerait indubitablement la perte des dents.

Je ne saurais trop recommander aux ouvriers qui s'occupent de dorure ou que leurs travaux mettent dans l'obligation de manier le mercure, de bien surveiller l'état de leurs bouches et de faire appel à un praticien dès que les premiers symptômes se produisent ; ce même conseil, je le donne à tous ceux qui, par nécessité, font usage de cinabre, de calomel, de sublimé corrosif, de pilules de proto-iodure de mercure, et enfin de tous les sels mercuriels.

Les caustiques, quels qu'ils soient, tels que l'azotate d'argent, etc., doivent toujours être éloignés des dents. Lorsqu'on cautérise les diverses ulcérations de la bouche avec les cautères potentiels, on ne doit pas perdre de vue que la salive, dissolvant le caustique, le transporte plus loin que les parties touchées, et jusque sur les dents elles-mêmes. On voit que toutes ces causes tendent au même résultat, la destruction de l'émail ; or, la conservation des dents réside surtout dans cette couche protectrice qui fait leur beauté et leur solidité. Sans l'émail, la dent jaunit, se ramollit, s'use et se carie ; elle arrive enfin à l'état de racine, fait incontestable, malgré l'assertion de Falloppe, qui prétend que les dents de l'homme ont un accroissement indéfini.

Chez les animaux de la famille des rongeurs, la paroi postérieure de la dent est dépourvue d'émail ; les corps étrangers usent leurs dents par la face postérieure, tandis que l'antérieure, garnie d'émail, reste intacte ; de là vient que ces animaux ont toujours le bord libre de leurs dents tranchant comme une lame de ciseau, faculté propre au genre de vie que leur a assigné la nature. Mais comment, objectera-t-on, ces dents s'usant sans cesse, peuvent-elles durer autant que l'existence de ces animaux eux-mêmes ? C'est que la nature prévoyante, dit M. Blandin, a donné aux dents des rongeurs la propriété de se reproduire par la face postérieure, en raison de leur usure journalière, par les produits des sécrétions particulières des organes sali-

vaires de la membrane muqueuse buccale et des
glandules dentaires.

Peut–être existe–t–il encore d'autres causes de
ce mystérieux phénomène ; mais nous laissons à
des physiologistes plus expérimentés que nous le
soin de les découvrir.

Aétius prétend que cette reproduction a lieu au
moyen du fluide nerveux qui se forme à l'intérieur
de leurs dents, assertion enveloppée de ténèbres
si épaisses qu'on nous permettra de ne pas nous y
arrêter.

Fallope a pu s'appuyer sur cette théorie, *que les
dents des rongeurs avaient un accroissement indéfini,* pour induire qu'il en était de même de celles
de l'homme.

Considérant enfin le rôle que joue sur la bouche
le milieu dans lequel vit l'individu, je dirai que
l'atmosphère chaude ou humide et, en particulier,
celle des bords de la mer, contribue beaucoup à la
perte des dents. Dans cette dernière condition, il
y a absorption alcaline exagérée, variation journalière de température, nourriture presque

ichthyophagique dans certaines classes ; les individus qui vivent dans ces conditions doivent donc
porter leur attention sur l'organe buccal et avoir
souvent recours aux conseils du praticien. Le
passage brusque d'un milieu froid à un milieu
chaud, et *vice-versà*, a aussi son influence sur la
bouche. Il produit ces fluxions de gencives qui se
terminent souvent par la chute, ou, tout au moins,
par l'ébranlement des dents. C'est à ce titre que
l'on doit éviter le refroidissement des pieds pendant
l'hiver avec le plus grand soin ; car là se trouve le
secret de tant de bouches prématurément désarmées et de maladies graves.

Dans plusieurs pays de l'Europe, l'usage immodéré de la glace produit de grands ravages sur les
dents, et il est excessivement rare de trouver dans
ces contrées, d'une civilisation du reste si avancée,
une bouche convenablement ornée.

Pline , raconte une anecdote assez vraisem-
blable ; il prétend que les soldats de Germani-
cus César, campés en Germanie , perdirent leurs
dents pour avoir bu de l'eau saumâtre. Il est par-

faitement vrai que l'usage habituel d'une eau saumâtre ou croupie est très-nuisible. De même les
gens qui sont obligés de faire usage de l'eau crue
des puits perdent très-promptement leurs dents, et
l'on trouve peu de bouches qui ne soient presque
entièrement désarmées vers l'âge de trente ans,
lorsque l'homme vit dans de pareilles conditions.

Il y a des produits que l'on ne doit employer
qu'avec une grande circonspection; telles sont les
eaux à teindre, à épiler, et divers cosmétiques
dans lesquels il entre des substances métalliques.
L'antimoine, le nitrate d'argent, le bismuth, les
hydrochlorates de mercure et de plomb forment
la base de ces dangereux objets de toilette qui
sont absorbés, portés dans le torrent de la circula-
tion, et de là dans les capillaires des gencives, sur
lesquelles ils exercent leur fâcheuse influence. Nous
conseillons donc à tous de s'en abstenir; mais,
dans le cas d'absolue nécessité, on aura recours
aux produits qui sont extraits du règne végétal.

Telles sont les causes externes les plus commu
nes des maladies de la bouche. Sans doute il en

existe malheureusement beaucoup d'autres ; mais, si nous voulions les énumérer toutes , nous nous laisserions entraîner au-delà des limites que nous nous sommes imposées. En signaler les plus communes, mettre le lecteur en garde contre celles qui, tous les jours, peuvent exposer sa santé et la beauté de sa bouche, tel est le seul but que nous désirons atteindre.

II.

Causes internes.

Parmi les plus importantes des causes internes de la chute des dents, il faut ranger les affections du tube digestif, la gastrite aiguë, la gastrite chronique surtout , et toutes les gastralgies ou gastro-entéralgies. On savait, depuis longtemps, que lorsqu'on administrait du lait dans le traitement de la gastrite, le liquide était souvent rejeté ; on savait aussi que l'enfant à la mamelle, lorsqu'il

venait à sucer un lait qui ne se trouvait pas en
harmonie avec ses facultés digestives, était atteint
de diarrhées et de vomissements ; on se demanda
donc comment il se faisait que le lait même le plus
léger ne pouvait être que rarement retenu dans
l'estomac, lorsque cet organe était malade, et l'on
a découvert que toutes les fois qu'il existe dans le
tube digestif un trouble quelconque, un des résultats immédiats du trouble est, généralement,
l'hypersécrétion des acides normaux ou anormaux
de cet organe, leur prédominance sur les alcalis.
Dès-lors, on comprit comment il se faisait que le lait
tournait dans les estomacs malades. Il est donc
constant que dans les maladies du tube digestif,
les sécrétions acides sont exagérées ; nous élevant
de ces données physiologiques jusqu'à l'influence
qu'elles peuvent avoir sur la denture, nous trouvons, dans les maladies du tube digestif, une des
causes déterminantes des désordres dentaires.

On ne saurait donc trop, quand on est atteint
d'une gastrite aiguë ou chronique, d'une gastralgie
ou de tout autre affection des organes de la diges-

tion, s'entourer des soins d'un médecin et d'un dentiste qui puissent veiller à la conservation de la santé et des dents. C'est dans ce cas que, pour combattre les acides, on fera, avec succès, usage de poudres dentifrices alcalines, et notamment de la magnésie.

Après l'affection du tube digestif, on rencontre, comme cause de la perte des dents, la métastase du lait, chez la femme nouvellement accouchée, et il n'est pas rare de trouver de jeunes mères qui, par suite d'une cessation brusque de la lactation, perdent leurs dents. Il est urgent, dans ce cas, de traiter avec énergie toutes les congestions qui surviennent du côté de la bouche.

Les affections des voies aériennes sont autant de causes déterminantes des grands désordres dentaires.

La phthisie pulmonaire particulièrement, relative, comme chacun sait, à une diathèse générale qui affaiblit de jour en jour la crasse du fluide sanguin, altère les sécrétions et tend à ramollir les tissus, exerce une influence des plus funestes sur l'appareil dentaire. Les dents du phthisique commencent par se déchausser et finissent par se carrier, comme toutes les dents déchaussées ; de là une mastication incomplète, vicieuse, chez un sujet qui, plus que tout autre, aurait besoin d'aliments suffisamment broyés pour faciliter ses digestions et réparer ses forces.

L'affection dartreuse ou psorique, toutes celles enfin qui ont une tendance à se répercuter, contribuent à produire de graves ravages dans l'appareil buccal.

D'autre part, les traitements généralement employés contre ces affections, ne sont pas non plus sans danger pour les dents. Il faut, autant que possible, faire marcher de front la thérapeutique des maladies spécifiques, dont nous venons de parler, et l'hygiène de la bouche, afin que si l'appareil buccal venait à être compromis, le traitement convenable résulterait de la connaissance précise que le praticien aurait, dans ce cas, de la cause productrice.

M. le docteur Ernest Leroy dit avoir souvent vu

3

que, chez les enfants, une ou deux dents poussaient avant le terme ordinaire, lorsque la nourrice avait eu la fièvre, ou lorsqu'elle s'était échauffée, ou lorsqu'il s'était fait, à son sein, un engorgement inflammatoire; le lait, alors surchargé de calorique, accélérait la dentition. Semblables à ces végétaux dont on provoque la floraison par des chaleurs artificielles, ou des arrosements réitérés et trop fécondants, et dont les fleurs précoces et frêles tombent sans donner de fruits, les dents trop précoces de certains enfants se gâtent et tombent peu de temps après leur éruption.

Il est donc, comme on le voit, de la dernière importance de donner aux enfants une nourrice saine. La mère de famille devra surveiller attentivement sa conduite, son régime alimentaire, et surtout sa propreté.

Dans toutes les fièvres graves (la fièvre typhoïde, par exemple, lorsqu'elle revêt le caractère adynamique), les gencives, participant de l'atonie générale, deviennent incapables de retenir les dents dans leurs alvéoles. Je crois qu'il serait alors très-urgent de recourir aux gargarismes toniques. Dans l'intoxication paludéenne (fièvres des marais), les gencives se ramollissent, s'ulcèrent, les dents se détériorent très-promptement : c'est ici encore que les toniques trouvent leur emploi, et notamment la poudre de quinquina.

Que dirai-je donc de ces profondes altérations du sang que l'on observe dans certaines maladies et surtout dans le scorbut? Les gencives sont toujours saignantes, un sang très-fluide s'en échappe, et, au milieu des désordres de cet agent réparateur de nos organes, on voit les dents jaunir, se ramollir, puis se carrier, enfin devenir une matière pulpeuse qui n'offre aucune résistance à l'action des aliments. Tout en s'occupant de l'altération du sang (ce qui sera le privilége exclusif du médecin), ne serait-il pas convenable de surveiller la bouche du malade, de cautériser les gencives avec l'azotate d'argent, d'user des poudres de quinquina, de ratanhia, ou de toute autre substance astringente, et notam-

ment de celles qui contiennent des proportions
considérables de Tannin?

Je ne crois pas devoir passer sous silence certaine affection des gencives, celle surtout qu'il
est important de surveiller; je veux parler des
épulies (tumeurs charnues qui s'élèvent du fond
des alvéoles, ou qui croissent sur les gencives); il y
en a de plusieurs sortes, leur caractère est facilement reconnu par l'homme expérimenté; son diag-
nostic ne peut lui faire défaut. Les unes sont flas-
ques, lardacées, presque toujours insensibles,
laissant couler un sang noirâtre et même purulent,
à la moindre pression; ces épulies, quand elles re-
vêtent un pareil caractère, sont produites par une
racine de dent oubliée, quelquefois aussi par la nécrose partielle du bord alvéolaire résultant d'une
extraction vicieuse. Il est urgent, dans ce cas, d'enlever la cause première de cette dégénérescence
désagréable et qui peut devenir grave.

On observe, dans d'autres variétés d'épulies,
des pulsations; les tissus sont alors élastiques et
rouges; cette organisation anormale nous semble

être la même que celle des tumeurs hématoïdes ; elles ne fournissent aucun suintement, soit sanguin, soit purulent. Ces tumeurs incisées laissent couler un sang qui, par sa couleur, a toute l'apparence du sang artériel. Les causes de l'apparition de cette variété d'épulie sont inconnues. Nous pensons qu'elle provient d'une affection générale.

Il y a d'autres épulies excessivement graves. Celles-ci ont une couleur violette ou rouge ; elles sont le siége d'une douleur sourde, accompagnée d'élancements ; elles ont généralement une tendance à dégénérer en cancer. Nous avons été à même d'en observer quelques-unes, soit à l'Hôtel-Dieu de Paris, dans le service de M. le professeur Roux, soit aussi à la Charité, dans le service de M. le professeur Velpeau. Ces épulies ne sont pas très-rares ; c'est le cas d'employer les moyens thérapeutiques, ou chirurgicaux, qui sont à la disposition du praticien, et cela très-promptement. Le mal, dans ces conditions, doit être énergiquement combattu dès son début.

III.

Bien que ce travail si restreint m'interdise de traiter à fond les maladies de la bouche, je ne puis m'empêcher de placer sous les yeux de mes lecteurs, un extrait d'un traité de chirurgie dentaire qui sera publié incessamment, et auquel je travaille depuis longtemps. Cet extrait a rapport aux différentes lésions que peut produire dans la bouche l'extraction intempestive d'une dent, ou bien son ablation faite par une main malheureuse, peu exercée ou brutale.

« Gallien cite plusieurs cas de mort, accompagnés d'horribles convulsions, chez des esclaves, par suite d'extractions de leurs dents, faites avec brutalité et sans la moindre connaissance de l'art.

» Les anciens nous paraissent avoir été peu partisans de l'ablation des dents : Erasistrate nous apprend qu'un odontagogue en plomb était suspendu dans le temple d'Apollon pour indiquer qu'il ne

fallait arracher que les dents assez ébranlées pour
ne pas résister à un instrument si faible. Leçon
pleine de sagesse !

» D'ailleurs, que d'accidents graves n'observe-t-on
pas dans les hôpitaux ?..... Lorsqu'on remonte à la
source des choses, on trouve souvent l'explication
de ces maladies meurtrières dans l'extraction vicieuse des dents. En effet, une opération malheureusement faite peut être l'agent provocateur de
l'ostéosarcome, cancer de la pire espèce qui donne
lieu à une maladie générale, infecte toute l'économie, les liquides aussi bien que les solides. Alors le
chirurgien, obligé de porter l'instrument sur la
mâchoire, pour en faire la résection ou l'ablation,
ne rend au malade qu'un service inutile, car il en-
lève le cancer, mais non la diathèse cancéreuse. La
maladie reparaît donc dans les lieux voisins de l'o-
pération, ou bien dans des organes importants de la
vie ; le foie se couvre d'une myriade de petits points
cancéreux, les intestins en présentent aussi un
grand nombre. L'individu dépérit peu à peu, la fièvre hectique survient, et la mort est inévitable.

» Qu'il est douloureux de penser qu'une maladie qui aurait pu rester longtemps à l'état latent, et avec laquelle le sujet aurait pu vivre dans des conditions convenables, a fait prématurément explosion sous l'influence d'une extraction mal faite! Il est bien clair que l'extraction vicieuse n'agit pas, dans ces cas terribles, d'une manière directe; loin de moi la pensée de renverser la théorie de la diathèse ; il faut admettre de toute nécessité une prédisposition du sujet à ces affections mortelles. Ainsi donc, la routine, la maladresse, l'ignorance, ou la brutalité, peuvent, après plusieurs mois ou plusieurs années de douleurs et d'angoisses, amener les plus funestes résultats.

» Que dirais-je de ces tumeurs fongueuses qui peuvent être déterminées par la même cause et qui, elles aussi, conduisent fatalement à la mort, après avoir fait de la bouche du malade un foyer d'infection, une source intarissable de putrilage?

» Sans doute, si l'art du dentiste ne consistait qu'à enlever brusquement une dent de son alvéole, l'exercice en serait à la portée de tout le monde,

mais il ne s'agit pas d'arracher, de détruire quand
même. Coupe-t-on un membre, seulement parce
qu'il souffre? Non ; le but de l'art, c'est de conserver, surtout de préserver la bouche de ces tristes
suites, dont je viens de tracer le tableau. Le dentiste doit donc étudier attentivement le tempérament des individus, leur état présent, leur excitation nerveuse bien naturelle en présence d'une
opération aussi douloureuse que celle de l'extraction, et n'y avoir recours que quand il reconnaît
l'impuissance des moyens thérapeutiques ordi-
naires. »

La malpropreté qui joue un si grand rôle dans
la production des maladies, étend aussi son influence sur l'organe buccal. En effet, l'individu qui
n'a aucun soin de sa bouche, est exposé à une foule
d'accidents. On trouve dans tous les traités que,
pour favoriser la putréfaction d'un corps organisé,
il faut trois choses, de l'air, de l'eau et de la chaleur;
or, on voit tout de suite que ces trois conditions
se réunissent dans la bouche. L'eau se trouve dans
tous les fluides qui la baignent ; quand à sa tempé-

rature, s'élevant de trente-sept à quarante degrès, dans toutes les saisons, elle est plus que suffisante pour concourir à l'acte de décomposition ; ajoutons à cela, qu'indépendamment de la source de chaleur qui se trouve dans l'acte de la respiration, dans la transformation du carbone du sang en acide carbonique, la bouche possède accidentellement une dernière cause de chaleur. Cette cause est toute physique, c'est le broiement des aliments. Supposons donc des détritus de substances, de la salive, des muquosités emprisonnées dans les interstices des dents, la putréfaction sera inévitable, et les nouveaux corps formés étant en général acides, concourront puissamment à la destruction des dents, et, si je ne bornais ce travail aux simples proportions d'un opuscule restreint, il me serait facile de prouver combien cet état de choses nuit, non-seulement à la bouche, mais à tout le reste de l'économie.

Ce n'est pas seulement à ces résultats que le défaut de soins conduit ; nos aliments, la salive, contiennent une foule de sels, tels que le bi-phosphate et le phosphate de chaux, le carbonate de potasse et de soude et une quantité considérable de chlorure; ces différentes substances se déposent sur les dents, y forment, par superposition, des croûtes plus ou moins épaisses, croûtes qui ont pour effet de ternir leur blancheur, de les priver d'air, et ce qu'il y a de plus fâcheux encore, de modifier leurs propriétés physiques. C'est à ces divers dépôts, que l'on donne le nom de tartre; il faut les faire enlever le plus fréquemment possible, pour éviter les inconvénients qui pourraient en résulter. Le tartre est, pour les dents des fumeurs, un agent destructeur, et c'est à eux, particulièrement, que j'adresse mes conseils. Il ne faut pas attribuer les ravages, quelquefois très-considérables, qui se produisent dans leurs bouches, à la fumée du tabac, car la salive ne s'altère en aucune manière, sous son influence, puisqu'elle conserve son caractère alcalin et continue à neutraliser les sucs gastriques, etc...; mais on peut attribuer ces accidents à l'élévation anormale du calorique, produit par l'acte de fumer, calorique qui aide, à la longue, à la décomposition des tissus.

Il est une habitude funeste à la conservation des dents, c'est celle d'y porter des épingles, des aiguilles ou tout autre instrument métallique plus ou moins acéré. Le mode d'action de ces deux corps durs est de deux sortes : d'abord, comme instruments piquants, ils sont un objet d'excitation continuelle ; une sourde irritation s'établit dans les gencives, et de là proviennent des phlegmasies plus ou moins intenses ; ensuite, d'après la grande loi de Brown :

« L'irritation longtemps continuée, use l'irritabilité. »

Or, on concevra qu'à force d'exciter les gencives, on finit par leur faire perdre cette excitabilité, en vertu de laquelle elles conservent leur belle couleur rosée, aussi éloignée de la congestion, qu'elle l'est de l'anémie. C'est dans l'excitabilité normale, que se trouve tout le secret de l'appel des fluides dans des proportions convenables à la nutrition. Ne peut-on pas admettre qu'un autre mode d'action des pointes acérées métalliques, soit la production probable de courants d'électricité ? Ne sait-on pas que, parmi les agents de la décomposition et des transformations ,\ l'électricité se place au premier rang ?

Il est un autre usage encore, très-funeste aux dents; beaucoup de personnes, après avoir pris leur potage chaud, boivent immédiatement un liquide froid. Cette transition brusque peut causer bien souvent des congestions, et nous avons vu combien elles sont redoutables pour les dents.

Les dents, à mesure que l'on avance en âge, résistent moins à toutes les causes qui peuvent amener leur chute, et les grandes perturbations qui surviennent, dans l'individu, ont toujours de l'influence sur les organes de la mastication. Ainsi, l'âge de retour est, pour ces ostéïdes, une époque critique, et l'on ne saurait assez donner ses soins à des dents qui vont devenir de plus en plus utiles; car, à mesure que l'on avance vers la vieillesse, tous les organes s'affaiblissent ; l'estomac, en particulier, participe à cette débilité générale, et une des conditions nécessaires d'une bonne digestion est une mastication convenable des aliments. Dans ce but, il faut chercher à conserver toutes les dents, ne les extraire qu'après avoir épuisé toutes les ressources qui doivent être à la disposition du praticien, combattre les fluxions, s'il en existe, fortifier les gencives ; si les dents s'ébranlent, éviter de les mettre en contact avec un corps trop dur. Tels sont les principaux moyens qui assureront la conservation de ce précieux appareil.

Parmi les maladies de l'enfance, on compte particulièrement celles dont le tube digestif est souvent affecté. Il faut rechercher l'explication de ce fait dans une foule de causes physiologiques.

Lorsque cet état se perpétue, après la seconde dentition, les dents courent un danger réel ; conséquemment, quand on voit les enfants atteints d'affections vermineuses, ou sujets à des vomissements répétés, on doit chercher à éloigner des causes qui agiraient, prématurément, d'une manière funeste, sur leur bouche.

C'est ici, comme je l'ai dit pour la gastrite, que les gargarismes magnésiens doivent être employés, comme adjuvants aux moyens généraux

mis en usage pour la guérison de la maladie prin-
cipale.

Nous ne pouvons passer sous silence ces douleurs odontalgiques, qui torturent les malades nuit
et jour ; elles sont si fortes quelquefois, que l'impa-
tience, ou le découragement, décide celui qui les
endure, au sacrifice d'une ou de plusieurs dents,
pratique malheureuse, s'il en fut jamais, lorsqu'elle
n'est pas indispensable.

L'expérience m'a démontré que le remède si
souvent préconisé, pour la névralgie faciale, est ex-
cellent. Il consiste à faire, sur la tempe, au moyen
d'un caustique, tel que l'azoture d'hydrogène, un
petit vésicatoire que l'on saupoudre légèrement
d'acétate ou d'hydrochlorate de morphine, puis enfin que l'on recouvre d'une rondelle de taffetas
d'Angleterre. L'odontalgie la plus rebelle résiste
rarement à ce traitement répété. Jusqu'ici on ne
combat que l'effet, et comme, en général, la cause
de cette névralgie est une dent carriée, il faudra
se hâter de la faire plomber ; ces deux moyens

réunis conserveront à la bouche des dents aussi utiles à la beauté qu'à la santé.

Tous les genres de plombages ne sont pas indifférents ; c'est toujours le moyen le plus approprié à la circonstance, qui assure le plus de succès. Les métaux purs et à l'abri de l'oxidation, doivent être, en général, préférés à tous les autres, ces derniers, laissant toujours des traces indélébiles sur l'émail des dents. Le nouveau plombage blanc, ou ciment, se durcissant sous l'influence de la salive et de la chaleur de la bouche, sera le seul qui, dans de certaines conditions, pourra être employé au lieu et place des métaux purs. Son adhérence est telle, qu'il fait corps avec la dent elle-même et sa dureté est presque égale à celle de l'émail. Ainsi donc, par ce procédé, il n'y a pas de dents qui ne puissent être plombées et pour ainsi dire refaites.

Pour les odontalgies moins rebelles, l'agent anesthésique, découvert par le dentiste Morton et le docteur Jackson, praticiens des Etats-Unis, fournit des ressources considérables. L'éther sulfurique et le chloroforme, avant d'être des anesthésiques généraux, sont des anesthésiques locaux ; ils paralysent la sensibilité des parties qu'ils touchent, et c'est cette propriété qui les rend si précieux dans le traitement des névralgies superficielles. Nous conseillons donc aux personnes qui, à la suite du refroidissement des pieds, ou sous tout autre influence, souffriraient de dents cariées, d'avoir recours à ces agents, lesquels, mélangés dans des proportions convenables avec certaines huiles essentielles, calment d'abord les douleurs et, enfin, conservent ces précieux organes. Mais ce n'est pas le seul rôle de ces anesthésiques, il est beaucoup de dents dont le voisinage est, pour les autres, une cause de carie ; l'ablation devient alors absolument nécessaire, soit pour arrêter les progrès du mal, soit pour corriger une difformité buccale. La crainte de la douleur fait reculer beaucoup de personnes devant cette opération ; l'inhalation de l'éther sulfurique, ou du chloroforme, pourra être employée, mais qu'on ne croie pas qu'il soit donné à tous, de manier ces substances redoutables ; il faut, pour être utile aux malades et ne pas exposer leurs jours, connaître à fond l'influence du chloroforme, ou de l'éther sulfurique sur l'économie. Les savantes études faites à ce sujet par M. le professeur Bouisson, de Montpellier, sa précieuse distinction entre l'éthérisme animal et l'éthérisme organique, permettront au praticien de s'arrêter dans l'éthérisation, quand il le faudra ; on peut dire que le chloroforme et l'éther sulfurique, entre ses mains, sont devenus des moyens à action fixe, dont l'influence se mesure presque mathématiquement. En dehors des connaissances spéciales, ces anesthésiques sont très-dangereux. On ne doit donc en user que sous l'œil d'un homme expérimenté.

Le dentiste, dans tous les cas, ne doit se servir qu'avec la plus grande circonspection de ces modificateurs, et s'entourer, pour cela, des conseils d'un médecin, qui décidera de la question d'opportunité ou de non opportunité.

La surveillance qui devra être exercée sur la bouche des enfants, par la mère de famille, les instituteurs ou les institutrices, doit être journalière. Si elle

est faite avec intelligence, on évitera bien des cha-
grins, bien des soucis, dans un âge plus avancé.
Quelle coupable négligence est celle qui laisse la
bouche d'un enfant abandonnée à elle-même,
ou confiée à l'ignorance, triste compagne du
charlatanisme éhonté! Quelle déplorable économie! Cependant, la plus simple opération faite
avec discernement, ou le moindre conseil, pourra
bien souvent (surtout quand le vice n'est pas
congénial), obvier, soit à la perte des dents,
soit à ces difformités repoussantes qui, à un
certain âge, ne peuvent plus être corrigées;
je veux parler des dents mal placées. L'emploi
des moyens mécaniques (plans obliques, etc.),
toujours fort coûteux, ne rend que bien rarement
le service qu'on en attend : heureux encore si le
remède n'est pas pire que le mal !

La première dentition (dents de lait) n'a généralement pas besoin de soins; il n'en est pas de
même, au moment où les dents de la seconde ap-
paraissent. Je crois, d'ailleurs, utile de mettre le
tableau de ce travail de la nature sous les yeux du

lecteur, qui pourra lui-même observer ce phénomène, et voir si tout se comporte d'une manière
régulière de ce côté.

Tableau des phases ordinaires de la deuxième dentition.

De 6 à 7 ans, les 4 premières grosses molaires;
De 7 à 8 ans, les 2 incisives centrales inférieures;
De 7 à 9 ans, les 2 incisives centrales supérieures;
De 8 à 10 ans, les 4 incisives latérales;
De 9 à 10 ans, les 4 premières petites molaires;
De 10 à 11 ans, les 4 canines;
De 11 à 13 ans, les 4 dernières petites molaires;
De 12 à 14 ans, les 4 deuxièmes grosses molaires;
De 18 à 25 ans, les 4 troisièmes grosses molaires, vulgai-
rement appelées dents de sagesse.

Ainsi, quand on observera un retard trop pro-
longé dans l'apparition des dents de la deuxième
dentition, il sera bon de consulter un dentiste,
car, en faisant extraire la dent de lait trop stationnaire, on évitera bien souvent ces déviations si
difficiles à corriger.

Il arrive quelquefois que les maxillaires sont trop étroits pour contenir les dents que la nature fait apparaître à diverses époques ; c'est le cas ou jamais d'avoir recours à l'homme de l'art.

Il ne faut pas oublier, en effet, que la pression trop forte des dents les unes sur les autres, lorsqu'un maxillaire étroit ne leur accorde pas assez de place, est non-seulement une cause de déviations, mais de caries multipliées. Il importe alors, selon le précepte de Boyer, de donner du jour aux dents, d'en sacrifier quelques-unes, pour obtenir le salut du plus grand nombre et leur beauté.

L'inspection bien entendue de la bouche des enfants conduira incontestablement à de bons résultats. On ne saurait trop la recommander aux mères, ou à ceux qui représentent la famille ; car, sans de jolies dents, il n'y a pas d'individu parfaitement beau, tandis qu'avec des dents bien rangées et bien soignées, il n'y a pas de personne absolument laide.

Pathologie et Thérapeutique.

Les maladies qui peuvent atteindre la substance
dentaire sont nombreuses, malgré la couche protectrice que la nature a donnée aux dents en les re-
couvrant d'émail. Cette partie corticale elle-même
n'est cependant nullement à l'abri de diverses affections.

L'usure, l'érosion, l'atrophie, la fracture et même
l'entamure de l'appareil dentaire, sont des cas qui
se présentent souvent.

Il est un ennemi redoutable de ces précieux
ostéïdes, dont nous nous occuperons d'une manière
toute spéciale ; je veux parler des différentes
espèces de caries. Un agencement irrégulier, ou
difforme de la denture, la conformation vicieuse
des maxillaires, le frottement des dents pendant
l'opération de la mastication, les transformations
acides des muquosités buccales, l'introduction dans
la bouche de certains élixirs mal préparés, ou mal

formulés, le choc des dents entre elles, ou avec des corps durs, sont autant de causes morbides.

La nature ayant assigné à l'espèce humaine trente-deux dents, si, par l'extraction, ou bien par les maladies qui peuvent atteindre l'organe, il y a perte de quelques-unes de ces dents, celles qui restent étant appelées à supporter plus de travail qu'elles n'en devaient comporter, elles seront ainsi nécessairement plus prédisposées aux diverses maladies dont nous venons de parler. Les points d'appui relatifs étant détruits dans les rapports de conformation que doivent avoir entre elles les dents, il n'est pas rare de voir apparaître, sur elles, une maladie qui a l'aspect d'une usure produite par le frottement de deux corps entre eux. Cette affection est, dans la pluralité des cas, une cause de sensibilité dès son début ; cependant l'insensibilité se produit presque toujours, à la longue, par l'ossification de la pulpe dentaire, qui finit par se convertir en véritable tissu osseux, lequel diffère complètement de la substance des dents et porte le nom d'osselet. L'osselet résiste assez aux divers

corps durs avec lesquels il peut être mis journellement en contact, pour ne s'user qu'avec l'organe
lui-même. Cette ossification peut être considérée
comme une heureuse maladie, puisqu'elle recule le
moment où la cavité dentaire sera exposée au contact de l'air et des muquosités acides qui entraîne-
raient infailliblement la perte de la dent ainsi atteinte.

Assigner un traitement à ce genre d'affection,
nous parait tout au moins extraordinaire ; car elle
est le résultat évident d'un vice de conformation
buccal, ou de l'abus des dentifrices dont nous avons
parlé plus haut. Si le praticien reconnaît qu'elle
dépend du mauvais agencement des dents, et s'il
possède les plus simples notions d'orthodontosie, il
sera bien vite maître du mal. Les angles, ordinairement très aigus, de l'émail faisant saillie au pour-
tour de la dent usée, peuvent blesser la langue, ou
toute autre partie de la bouche ; des ulcérations
profondes et excessivement douloureuses se pro-
duiront alors ; la lime ou la pince à resséquer, en
faisant disparaître ces angles, et enlevant, par
conséquent, la cause déterminante, arrêteront le

plus souvent le mal, sans qu'il soit utile de faire appel aux diverses médications.

Un de nos honorables auteurs dit avoir vu deux vieillards atteints d'affections cancéreuses à la langue, à la suite de blessures faites à cet organe, par le bord tranchant d'une dent ; il prétend que cette plaie est devenue cancéreuse par le seul fait de l'irritation continuelle qui y était entretenue ; cet honorable praticien renverse ici la théorie de la diathèse, nous ne pouvons être d'accord avec lui. Malgré la gravité des ulcérations qui peuvent se produire, malgré leur persistance à résister aux divers moyens employés, aux médications les plus énergiques, jamais, dans ce cas, le cancer n'apparaîtra sans la prédisposition du sujet à cette affreuse maladie.

Érosion.

La profession de dentiste exige, comme chacun le sait, de longs travaux manuels ; c'est même là

une des causes premières de la négligence des
études classiques chez ces praticiens ; et si les
hommes distingués qui ont écrit sur la matière
nous ont enseigné d'excellentes vérités, leurs livres, il faut bien le reconnaître, ne brillent pas
toujours par le style et pêchent, bien souvent, sur
le sens étymologique des termes ; le nom d'érosion, qui fut donné par eux à un vice de sécrétion
de l'émail pendant sa formation, n'a, dans l'espèce,
aucune signification. ÉROSION, selon nous, veut
dire destruction d'une chose existante, par un
agent rongeur quelconque ; ainsi, par exemple, la
carie d'une dent produira une érosion sur l'émail
d'une dent voisine après sa formation. La lime
aussi, et enfin beaucoup d'autres causes physiques
ou chimiques, produisent des érosions. Nous con-
serverons le mot cependant, dans son acception
ordinaire, par respect pour nos honorables de-
vanciers.

L'érosion donc ne serait autre chose qu'une altération congéniale de l'émail provenant du défaut
de sécrétion de la membrane interne du follicule.

Quelles ont été les causes qui ont produit ce temps d'arrêt de la nature ? Est-ce avant la naissance, ou après, que celle-ci a manqué de puissance pour opérer une sécrétion convenable de l'émail ? Nous pensons que ce phénomène peut se produire dans ces deux circonstances : les vaisseaux exhalants fournissant l'émail pourraient, dans le premier cas, par suite de la prédisposition de la mère (surtout si son tempérament est scrofuleux, ou bien si, pendant sa grossesse, elle a été atteinte par de graves maladies), être frappés de mort ; et dans le second, l'être également, si, pendant le travail de l'émaillement, le sujet est attaqué de maladies aiguës, notamment de celles où la membrane muqueuse est affectée. Alors, en effet, les mêmes vaisseaux exhalants qui fournissent l'émail étant profondément altérés, les sécrétions seront irrégulières, anormales, et formeront les couches difformes que l'on observe sur les dents, aussi bien que des perforations qui varient de profondeur et peuvent atteindre la pulpe elle-même.

Atrophie.

L'érosion peut encore se produire, après le phénomène de l'émaillement ; mais alors ce sera une
atrophie ; c'est ainsi du moins qu'on l'appellera , à
tort selon nous ; il faut bien se ranger du côté des
forts, puisqu'ils sont convenus d'appeler *érosion* une
affection qui n'attaque que la formation de l'émail ;
c'est-à-dire qui empêche l'émail de se former.

L'érosion peut donc se produire après le phénomène de l'émaillement , et il n'est pas rare de voir
les dents de jeunes enfants prématurément atteintes
d'érosion ; mais on peut être alors assuré qu'ils ont
eu, soit une affection profonde des voies digestives,
soit certaines maladies chroniques , vermineuses ,
muqueuses, ou mésentériques, qui, en faisant ac-
quérir au fluide muqueux baignant la couronne de
la dent, et au milieu duquel elle se développe, des
qualités corrosives , la prive d'une partie de son
émail, et même attaque sa substance osseuse elle-

même. Assigner à cette affection de l'émail un traitement local, nous paraît inutile ; aucun agent ne pourra faire revivre ce qui est frappé de mort ; certain praticien fort expérimenté a conseillé, comme curatif, l'emploi de sa *Pâte éthérée alumineuse*, il prétend en avoir obtenu les meilleurs résultats ; nous ne chercherons pas à savoir si la vérité tout entière a été dite, et nous maintiendrons en entier notre opinion. L'emploi de la lime, comme nous l'écrivions, a été préconisée, pour faire disparaître les couches difformes qui se sont formées par le travail vicieux de l'émaillement. Quel singulier remède ! Que deviendra alors une dent qui déjà ne possède qu'une faible partie de l'émail dont sa couronne devrait être entièrement couverte pour être dans des conditions normales, si, au moyen de la lime, vous la faites disparaître ? Évidemment ce sera retirer à cette dent le peu de force que la nature a bien voulu lui départir. L'aspect de l'érosion, sur les dents, est très désagréable, nous en convenons, mais croyent-ils, ceux qui ont conseillé l'emploi de cet agent physique, que la vue d'une dent, réduite à sa pulpe, sera plus agréable? Ils savent, tout aussi bien que nous, quelle est la sensibilité de cet organe et son impressionnabilité aux diverses températures. Ajoutons que la pulpe dentaire étant composée de tissus contenant une bien petite quantité de sels calcaires, et par conséquent étant assez molle de sa nature, ne résistera pas, soit à la carie, soit aux diverses infiltrations, qui y laisseront des traces de coloration d'un jaune très foncé et d'un aspect répugnant. La découverte récemment faite d'un ciment blanc, devenant fort dur et d'une adhérence parfaite, peut ici être d'une grande utilité; l'oblitération par ce précieux ciment des diverses anfractuosités, ou des trous formés sur les dents par l'érosion, devra nécessairement conduire à de bons résultats, en préservant la pulpe du contact de l'air ou des muquosités buccales.

L'atrophie dentaire se présente sous divers aspects. Ainsi nous avons été à même d'en remarquer qui apparaissaient sous la forme de taches laiteuses, jaunes et même noires, qui tout en envahissant la

partie superficielle de l'émail, n'altéraient nullement son poli; nous ne nierons pas la prédisposition
à la carie des dents ainsi atteintes, mais cependant
nous croyons que des soins hygiéniques bien entendus pourront détourner et prévenir même cette
affection : il est inutile de chercher un moyen
quelconque pour faire disparaître ces taches, car
les agents chimiques ou physiques seraient impuissants.

Nous avons observé d'autres variétés d'atrophie;
mais celle qui nous a paru la plus intéressante à
étudier, est l'atrophie qui envahit toute la dent,
laquelle cependant agit plus particulièrement sur
l'émail. Voilà la *véritable atrophie*, car, dans l'espèce, la dent atteint rarement son développement;
on dirait qu'un ennemi invisible l'a frappée dès sa
formation dans la matrice dentaire. Cette atrophie
se fait remarquer ordinairement sur la face triturante des grosses molaires. Souvent aussi l'extrémité des incisives, et plus souvent encore celle des
canines des deux maxillaires, laisse apercevoir
des traces plus ou moins prononcées de cette

maladie. Il n'est pas rare de voir ces dents entièrement privées, à leur extrémité, de leur émail.
Les racines aussi se ressentent d'un pareil état
morbide, car elles portent quelquefois de petites
sinuosités et même des points exostosés.

L'atrophie est idiopathique ou symptômatique;
dans le premier cas tout le monde y est sujet, les
dents des individus jouissant d'une santé parfaite
et d'une constitution robuste, n'en seront pas à l'a-
bri, certaines causes que l'on ne pourra prévoir
pouvant troubler les fonctions de la membrane du
follicule. En thèse générale, l'atrophie idiopathique n'atteint ordinairement qu'un très-petit nombre de dents.

L'atrophie symptômatique est le résultat d'un tempérament vicieux; certaines maladies telles que la
variole et les diverses phlegmasies gastro-intesti-
nales, la rougeole, les fièvres typhoïdes et scarlatines,
sont de puissants agents pour la faire développer.
Cette atrophie attaque ordinairement toutes les
dents; dans ces conditions l'appareil buccal est grave-
ment compromis. Les scrofuleux y sont très-sujets.

Décoloration de l'Émail.

Les dents, chez l'homme comme chez la femme, diffèrent de couleur. Les dents de lait sont d'un blanc parfait, surtout celles des enfants dont l'allaitement n'a été troublé par aucune des causes de désordre, si nombreuses à cette époque de la vie. Les dents des adultes se présentent sous diverses teintes ; ainsi, celles qui auront la couleur blanc mat, tirant sur le jaune, seront les meilleures de qualité. Elles constituent une belle et bonne denture ; ces ostéïdes sont moins sujets aux diverses causes de destruction, que les autres ; cela tient à leur composition intégrante ; on y observe, en effet, la prédominence des sels calcaires, dans des proportions considérables, sur la matière animale. Les dents étant dans de pareilles conditions, sont courtes, bien taillées, épaisses ; leur forme est gracieuse, et elles possèdent tous les éléments essentiels de force et de solidité qu'il leur faut pour concourir, pendant la

vie, à la fatigue d'un travail incessant. La perte de
semblables dents aura toujours été provoquée par
quelques-uns de ces graves désordres organiques,
résultant de maladies internes passées à l'état chronique, ou bien par quelques-unes de ces impru-
dences si communes aux individus forts, qui, pour
montrer ce dont ils sont capables, les emploient
comme levier, ou moyen d'extraction. On peut presque affirmer que les maladies du tube digestif atteignent, plus rarement que les autres, les individus
dont les dents sont dans ces bonnes conditions.

Les phthisiques, notamment les jeunes filles, possèdent des dents d'un blanc bleu, leur aspect a l'air
d'être celui d'un objet souffrant. Au début de cet
affreux désordre, ces dents n'offrent aucune trace
de carie, et ce n'est que vers la deuxième période
qu'elle commence à envahir les quatre incisives
du maxillaire supérieur, puis les deux canines ; les
petites et les grosses molaires auront bientôt leur
tour ; les incisives du maxillaire inférieur et même
les molaires qui le garnissent, sont ordinairement
moins promptement atteintes. La salive, malgré

son état anormal, contient toujours un peu de matière alcaline, qui tend à paralyser les effets des gaz acides provenant de l'acte de la respiration du phthisique.

Cependant, il ne faut pas croire que si cette maladie durait longtemps, les dents, quelle que soit leur place, seraient à l'abri de la carie ; tout le monde sait avec quelle rapidité elle arrive vers la troisième période.

Chez les cholériques, au début de la maladie, les dents deviennent souvent d'un jaune brique , et quelques instants avant la mort , dans la période cyanique , marron foncé. Nous avons été à même , pendant l'épidémie de 1849 , d'observer à l'Hôtel-Dieu de Paris , dans notre service , ces colorations diverses, suivant assez régulièrement la période de la maladie, indice certain , selon nous , de son enrayement, ou de sa continuation fatale.

Ne serait-ce pas trop nous avancer en croyant que, dans bien des cas, les dents peuvent utilement guider le médecin dans la marche de certaines maladies , principalement de celles qui ont leur siége

dans le tube digestif, ou bien qui dépendent d'une
altération quelconque des organes respiratoires ?
Ne peuvent-elles pas indiquer la période dans laquelle le malade se trouve, s'il y a du mieux , si la
convalescence arrive, ou si le mal résiste ?

La différence de couleurs que l'on observe sur
les dents, quand elles sont à l'état normal, leurs di-
versités de teintes, leur double nuance, tiennent à
leur composition intégrante ; ainsi, celles dont le
tissu cortical est jaune, ont une quantité de sels
calcaires convenable ; celles, au contraire , d'un
blanc légèrement azuré, ou bleu, sont privées de
la quantité relative de ces sels , et la matière animale y domine.

La décoloration des dents peut dépendre d'un
état pathologique quelconque ; il est, comme on
doit le présumer, excessivement difficile d'assigner
un traitement à cette affection ; le rôle du chirurgien-dentiste doit donc se borner, ici, à donner
quelques-uns de ces conseils, qui, s'ils sont suivis,
devront nécessairement porter leurs fruits. Cette
décoloration tenant ordinairement à une altération

générale d'une partie de l'organisme, le médecin seul, avec la prudente circonspection qui caractérise sa science, aura le privilége exclusif du traitement général.

Nous avons vu bien souvent des dents atteintes de décoloration, sous l'influence de certaines maladies, reprendre leur état normal, leur couleur primitive, aussitôt après la guérison. Ainsi, en thèse générale, chercher à corriger par les agents chimiques cet état morbide des dents, serait le fait d'un dentiste imprudent, et ignorant les plus simples préceptes de son art.

Décomposition de l'émail.

La décomposition de l'émail peut être le résultat de diverses causes ; en première ligne nous placerons, comme agent déterminant, l'altération des sucs gastriques, l'infection des voies aériennes, et, en second lieu, la présence dans les intersti-

ces des dents, de corps susceptibles de fermentation. Quelques phénomènes, encore inconnus,
peuvent concourir à cet acte, phénomènes qui
devront nécessairement dépendre de grandes
perturbations des organes vitaux. Toutes les fois
que la décomposition de l'émail apparaîtra sous
l'apparence de taches brunes ou noirâtres, la carie
ne tardera pas à se faire jour ; néanmoins, une
dent gâtée a souvent laissé, sur sa voisine, des taches plus ou moins foncées, de couleur marron, qui,
généralement, sont stationnaires. Mais si l'on s'a-
percevait que l'émail ait été légèrement attaqué,
il serait urgent d'employer, contre ces taches acci-
dentelles, la lime ou le cautère actuel. La décomposition de l'émail se montre aussi sous diverses autres formes ; il arrive même, parfois, que celui-ci est
si friable, que l'on peut, sans effort, en enlever avec
la rugine des couches, et mettre ainsi la substance
osseuse à nu. Les dents ainsi atteintes sont d'une
sensibilité extrême, et rarement elles peuvent concourir à l'acte de la mastication, sans que de violentes douleurs ne se fassent ressentir ; les agents

thérapeutiques, dans l'espèce, sont impuissants, et
si le cautère actuel n'a pas réussi, le moyen le plus
énergique devient indispensable : *l'évulsion.*

Ramollissement des dents.

Le ramollissement des dents est une affection
qui se produit très-rarement ; celles qui sont
atteintes de cette grave maladie, doivent être con-
sidérées comme perdues. Elles présentent ce phénomène assez extraordinaire, qu'elles peuvent se
pétrir ; la souplesse de leur tissu désorganisé est
telle, qu'on peut leur prêter avec les doigts diverses
formes.

Les auteurs qui ont observé attentivement cette
perturbation complète des dents, n'ont pas donné
leur opinion sur la cause productrice de cette maladie; ils ont, en général, laissé ce point intéressant
de pathologie dans les ténèbres. Serais-ce trop
nous avancer en pensant que cet état anormal

des dents tient essentiellement à une infection générale de l'organisme, à une grave perturbation
des organes vitaux.

Les dents qui se sont ramollies ont un singulier
aspect, leur couleur est terreuse, la substance qui
les composent est cartilagineuse, il n'existe, de la
dent primitive, que son parenchyme ; quant au sel
calcaire, qui entrait autrefois dans sa composition
intégrante, on n'en découvre aucune trace, il a été
absorbé, anéanti complètement.

Consomption des Racines.

La consomption des racines ne dépend évidemment que de l'altération du périoste, de la membrane alvéolaire, et bien souvent de celle des
parties molles ; l'inflammation et les suppurations
sont des causes déterminantes de cette maladie,
qui atteint indistinctement tous les tempéraments
et tous les âges. Les toniques et les astringents

trouvent ici une application très utile ; il est même urgent de les employer aussitôt que cette maladie se montre, car, non-seulement le mal ne se bornerait pas à une seule dent, mais encore il pourrait les envahir toutes. On a vu souvent le bord alvéolaire attaqué lui-même. Quand cette affection apparaît, nous croyons que l'application du cautère actuel, sur la partie malade, devrait le plus souvent arrêter les accidents compliqués qui pourraient résulter de cet état de choses.

Maladie de la pulpe des dents.

Quand l'inflammation de la pulpe dentaire a été déterminée par une cause quelconque, le résultat immédiat de cette inflammation est l'odontite, phlegmasie excessivement douloureuse et rare.

Pendant les premiers jours, le siége de la douleur sera limité à la dent malade, mais, bientôt, elle s'étendra et finira par envahir toute la mâ-

choire ; cette douleur pulsative, que bien des praticiens ont confondu avec la névralgie dentaire ,
diffère cependant, d'une manière assez sensible,
de cette dernière, car elle accélère et rend plus
forte les pulsations artérielles du côté du siége
du mal, tandis que dans la névrose, ou névralgie,
les pulsations sont seulement plus fortes.

Bien souvent, on a vu les odontites les plus douloureuses disparaître promptement, surtout si les
gencives se fluxionnent et laissent couler du pus,
ou bien si ce dernier, après sa formation, trouve
une issue facile. Dans les odontites graves, le cor-
don dentaire suppure, et est même, quelquefois,
frappé de gangrène.

La fongosité des parties molles, que contient le
canal dentaire, peut avoir lieu quand ce dernier
a été ouvert, agrandi par une cause quelconque.
Ces fongosités, en se faisant une issue, donneront
lieu à des bourrelets charnus, qui, quelquefois,
pourront atteindre un volume assez considérable ;
leur sensibilité est extrême, ils empêchent ordinairement la mastication, et même, quelquefois,

aussi la rencontre des maxillaires. L'extraction de la racine, cause première de cette affection, devient indispensable, et est le meilleur moyen curatif dans l'espèce ; car, rarement, les remèdes employés nous ont réussi ; le cautère actuel, lui-même, ne nous a pas rendu les services que nous en attendions ; nous avons été à même de remarquer que, presque toujours, le mal reparaissait dans un délai plus ou moins long. Il est bien entendu, cependant, que si nous avons employé, quelquefois, le cautère actuel, c'est seulement dans des cas exceptionnels, et où il fallait n'arriver à l'évulsion qu'en dernier ressort.

La pulpe dentaire peut s'ossifier, soit dans le cas de la carie, soit si la dent est usée ; nous avons déjà dit que cette ossification portait le nom d'osselet (voir usure des dents) ; nous avons même ajouté que, presque toujours, une dent, dont la pulpe s'était ossifiée, était insensible, et, en un mot, que cette affection devrait plutôt être considérée comme un bienfait que comme une maladie pour les dents. Cependant, en traitant ici des maladies de la pulpe dentaire, nous ne pouvons nous empêcher de parler des cas, à la vérité, excessivement rares, où cette ossification devient une véritable affection ; ainsi, il est arrivé que cet osselet, se prolongeant dans l'intérieur du canal dentaire, y ait exercé une pression sur la pulpe nerveuse, pression qui a donné lieu à de grandes douleurs. M. Rousseau a observé un de ces cas rares ; ainsi, après avoir extrait une dent très-douloureuse à un jeune homme, et cette dent ne portant, ainsi que ses annexes, aucune trace de maladie, il l'a brisée, pour en examiner l'intérieur. Il trouva, alors, la cavité dentaire remplie par un osselet, relativement assez volumineux, et il reconnut que l'osselet, par son développement lent et progressif, irritant la pulpe dentaire par compression contre les parrois de la cavité, aurait déterminé une inflammation qui était évidemment la cause des douleurs insupportables que ressentait le jeune homme.

Nous avons été, nous-mêmes, assez heureux pour constater un cas semblable, sur une dent,

(grosse molaire, maxillaire supérieure gauche). La
dame d'un officier souffrait, depuis bientôt trois ans,
d'une affection dite névralgique tellement intense,
que les remèdes les plus énergiques avaient été
impuissants. Appelé, et après avoir sondé, percuté
les dents, nous en trouvâmes une qui était plus
sensible que les autres, elle était cependant assez
saine ; seulement, elle portait, sur sa table triturante, une tache jaunâtre que nous attribuâmes
plutôt aux divers agents médicinaux introduits dans
la bouche, qu'à une usure dentaire. L'extraction
faite, et après l'avoir sciée longitudinalement, nous
trouvâmes, à son intérieur, un osselet fort bien
formé, qui, par son volume et sa forme, devait
exercer une pression sur la pulpe nerveuse, et dé-
terminer les violentes douleurs que ressentait cette
dame; la suite nous a parfaitement prouvé que
notre observation avait été juste. Les douleurs ne
sont plus reparues.

Des diverses espèces de Caries.

Hunter dit que la carie est héréditaire ; cette théorie, si elle était admise, renverserait les plus simples notions de la *physiologie*. Dans cette hypothèse, une bouche intacte serait une de ces raretés citées comme un véritable phénomène. Nous ne voulons cependant pas nier tout à fait cette théorie, mais seulement la dépouiller de son sens absolu ; il est évident que le praticien a pu souvent remarquer, dans une famille, la succession de bouches dont les dents étaient profondément altérées; mais, en induire que cette maladie est héréditaire, serait, ce nous semble, tout au moins exagérer les choses. N'avons-nous pas vu, bien souvent, des ravages considérables sur la bouche de certaines mères, et n'avons-nous pas aussi remarqué, chez leurs enfants, des dents d'une beauté parfaite. Fox est loin de partager l'opinion de Hunter, et nous aimons mieux, comme lui, admettre que cette affection tient à un vice de formation primitive des dents. L'influence que peuvent avoir certaines maladies sur elles, devra, nécessairement, être prise en considération. Et nous pensons, sans trop nous avancer, que ce doit être là une cause vraiment déterminante de la carie.

La malpropreté, les conformations buccales vicieuses, les excès en tous genres, qui atteignent si profondément l'organisme, ne laisseront pas que d'être des provocateurs dangereux de la carie.

Les femmes et les jeunes gens sont, généralement, plus sujets à voir leurs dents se carier, que les hommes et les vieillards ; dans certaines contrées, cette affection est endémique.

La carie envahira naturellement, et ce, dans des proportions beaucoup plus considérables, les dents qui pêcheront par leur composition intégrante, je veux parler de celles qui contiendront des proportions exagérées de substances animales, au détriment des sels calcaires, ou bien celles qui seront affectées d'un vice congénial de la partie corticale. Les dents des sujets scrofuleux, ou de ceux qui

sont atteints de maladies syphilitiques, psoriques,
en un mot de toutes celles qui ont une tendance à
se répercuter., se carient avec une promptitude
extraordinaire. Le traitement obligé, lui-même,
concourra à cet acte de décomposition.

Un très-grand nombre de corps, principalement
ceux des acides, comme nous l'avons déjà prouvé
dans notre chapitre d'hygiène, sont des provoquants
directs de la carie.

M. le docteur Régnard, dans son mémoire sur
la Carie, considère cette maladie comme une destruction de la dent par décomposition, destruction
qui se produit toujours, selon lui, par la formation
de corps acides et l'acidité de la salive. Cette théorie, vigoureusement réfutée par M. le docteur
Serrurier (1), si elle était dépouillée de son sens
absolu, pourrait être admissible ; nous croyons,
avec M. le docteur Régnard, qu'une des grandes
causes de perturbation de l'appareil dentaire
pourra être la formation des acides, ou l'acidité de

(1) Voir GAZETTE DES HÔPITAUX des 20 et 25 septembre 1838.

la salive. N'y a-t-il pas encore d'autres causes ?
Ainsi, le praticien peut observer, journellement,
des dents dont la partie corticale est parfaitement
saine, tandis que l'ivoire est profondément cariée.
M. Désirabode a aussi réfuté la théorie de M. Régnard ; il appuie ses assertions sur ce que souvent
la dernière grosse molaire (dent dite de sagesse)
sort de son alvéole atteinte de carie, et il en induit
alors que cette dent n'a pas pu être atteinte par les
acidités buccales, puisque son acte de décomposition s'est opéré lorsqu'elle était recouverte de sa
gencive ; cet argument est encore trop absolu.
Si la dernière grosse molaire a été frappée de carie, n'est-il pas prudent de penser que cela tiendra
à plusieurs causes ; en première ligne, nous placerons les obstacles qu'ordinairement cette dent rencontre dans la cloison alvéolaire, pour faire convenablement sa sortie; en seconde ligne, la conformation vicieuse des maxillaires, ou leur petitesse,
sont des obstacles qui, souvent, ont frappé la dent
d'une véritable atrophie ; enfin, l'inflammation,
parfois très-forte, qui se produit du bord gengi-

6

val, et les sécrétions purulentes qui, généralement, contiennent des éléments acides, seront des causes sérieuses de production de la carie dentaire.

Noms des diverses caries.

Carie calcaire.

Carie écorçante.

Carie perforante.

Carie charbonnée.

Carie diruptive.

Carie stationnaire.

Carie simulant l'usure.

Comme on le voit, les dents sont sujettes à plusieurs espèces de caries, qui, toutes, si elles atteignent le même but, c'est-à-dire la destruction de la dent, n'ont pas toujours la même ressemblance, et diffèrent essentiellement, entre elles, soit par les causes qui les auront produites, soit par leur nature. Les unes sont incurables, les autres, au contraire, peuvent être facilement guéries. D'autres, enfin, après avoir envahi une dent, et l'avoir très-sérieusement menacée, s'arrêtent et restent stationnaires. On comprendra alors que le rôle d'arracheur de dents ne rend que très rarement et par hasard service. Pourquoi accorde-t-on à ceux qui manient avec imprudence la clé, tout le savoir qu'il faut pour reconnaître, d'une manière certaine, le genre d'affection qu'ils ont à combattre ; eux, qui ne reconnaissent, après tout, que ce qu'ils voient, c'est-à-dire une dent à arracher parce qu'elle est cariée. Avec cette malheureuse habitude, si bien enracinée chez les gens du monde, d'avoir toujours recours au grand remède, ce qu'ils appellent vulgairement le baume d'acier, combien de bouches qui ont été horriblement mutilées, et ce, sans aucune nécessité. Il faut espérer que le moment arrivera où les classes diverses de la société ne se laisseront plus tromper d'une manière aussi cruelle.

Carie calcaire.

L'émail de la dent, dans cette maladie, est d'un blanc laiteux, ayant une certaine analogie avec la chaux ; on dirait que la substance animale qui entre dans la composition de l'émail, a disparu complétement ; on la voit apparaître, ordinairement, à la suite de maladies inflammatoires ; ses progrès sont lents, et elle est assez sensible soit à la sonde, soit à la trituration de divers fruits, surtout s'ils n'ont pas atteint un degré suffisant de maturité.

Carie écorçante.

Cette carie est excessivement sensible ; l'émail de la dent atteinte se décompose avec une très-grande promptitude sous son influence, et la pulpe dentaire, qui prend une couleur brune, se ramolit à tel point que l'on peut en enlever des fractions avec la plus grande facilité.

On peut limiter les ravages opérés par cette variété de carie, en cautérisant fortement, avec le cautère actuel, les parties malades, mais il faut prendre le mal à son début.

Carie perforante.

Cette carie est celle qui se présente, le plus souvent, dans la pratique du chirurgien-dentiste ; elle attaque, indistinctement, toutes les dents, et elle n'a pas de siége privilégié sur elles ; son odeur est très-fétide. Les variations de température exercent, sur la sensibilité produite par cette carie, une action très-active, et la rendent d'une sensibilité extraordinaire ; elle est, ordinairement, le siége de douleurs insupportables. Quand l'inflammation a atteint le bulbe de la dent, le moindre choc d'un corps dur, et même celui des dents entre elles, réveille ordinairement une douleur qui ne s'était assoupie que momentanément ; la cautérisation actuelle, aidée d'un plombage fait avec des métaux purs, sera un bon moyen à employer pour arrêter le mal dans sa marche, généralement très-prompte ; mais, il faut, toutefois, que ces moyens soient employés avant la décomposition trop prononcée de la pulpe dentaire.

Carie charbonnée.

Cette carie attaque la partie éburnée avant la partie corticale de la dent ; elle apparaît, sous l'émail, revêtant la forme d'un petit point noirâtre ; la cavité ne tarde pas à se former par un espèce de défoncement, qui se fait sous la moindre pression. Les dents des sujets atteints d'affections graves des poumons, ou bien celles de ceux qui ont un tempérament débile, y sont prédisposés.

Son insensibilité est un fait avéré. Les ravages
qu'elle exerce se limitent ordinairement à la racine.

Carie diruptive.

Elle atteint, généralement, les dents des phthisiques, et attaque principalement les incisives du
maxillaire supérieur à leur collet ; sa couleur est
jaunâtre, et sa sensibilité est extrême ; peu de
remèdes ont réussi dans son traitement ; elle est
évidemment produite par une maladie générale,
devant laquelle les médicaments les plus actifs restent toujours impuissants.

Carie stationnaire.

L'émail de la dent, dans l'espèce, est seul attaqué ; la partie éburnée, tout en changeant de cou-

leur, reste intacte, le mauvais engencement des dents et les maladies graves promptement guéries, sont autant de causes déterminantes. C'est ici, encore, que l'application d'un bon plombage devra être faite, pour empêcher l'agglomération des détritus de substances alimentaires, qui, passant à l'état complet de décomposition, corromperait l'aleine et la rendrait fétide.

Carie imitant l'usure.

Cette carie se rencontre toujours sur la table triturante des dents elle est assez difficile à reconnaître, sa couleur est jaune ou brune, indistinctement, sa cavité est profonde et très-unie, l'émail qui l'entoure n'est nullement altéré, plusieurs praticiens l'ont confondue avec l'usure des dents ; cependant, en inspectant attentivement les dents qui environnent celle qui est atteinte, et surtout celle qui vient directement lui correspondre, on sera bien vite hors de doute, si elles sont toutes intactes, et si elles ne présentent aucunes difformités qui auraient pu nuire, par leurs frottements répétés, à la dent atteinte.

Le traitement relatif des diverses caries, dépend, comme on le voit, de leur nature ; assigner une médication unique, serait commettre une grave erreur ; certains topiques ont bien souvent réussi, d'une manière presque merveilleuse, pour arrêter ces douleurs terribles, compagnes presque inséparables de la carie ; bien souvent aussi leur application a été infructueuse ; il faut donc, comme on le voit, que le praticien connaisse parfaitement la nature et l'espèce du mal qu'il a à combattre ; hors de ces conditions, il n'est plus que dans le vague, èt les quelques succès qu'il pourra obtenir, seront dus au hasard.

En terminant ce travail, réduit à des proportions aussi minimes que possible, je serais trop heureux si j'avais l'espoir que mes quelques conseils fussent entendus. Puissé-je contribuer ainsi à éloigner ces affections de la bouche, supplice de tous les jours, ces ravages dentaires, objets de dégoût, et qui généralement sont le produit soit de la négligence, soit du non-savoir.

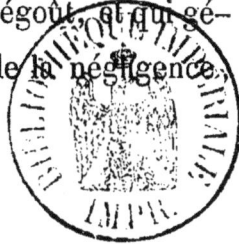

www.ingramcontent.com/pod-product-compliance
Lightning Source LLC
Chambersburg PA
CBHW050559210326
41521CB00008B/1039